はじめに

顔面の突然の麻痺から始まる「顔面神経麻痺」は、患者さんを困らせ、慌てさせ、不安にする、とても困った病気です。また、患者さんの数は必ずしも多くありません。おそらく、この本を手にされた方は、ご自身が顔面神経麻痺になったことも初めてなら、ご家族や友人知人にも同じ病気を経験した人が一人も見当たらない場合がほとんどでしょう。それだけに、苦しみが理解されにくく、孤独な闘いを強いられるのも、この病気の大きな特徴だといってよいかもしれません。

顔面神経麻痺を起こす疾患として代表的な「ベル麻痺」、「ハント症候群」は、最近の研究によって原因が究明され、病気の成り立ちも明らかになってきました。新しい治療法も登場しました。しかし、顔面神経麻痺は、病気の起こる仕組みが複雑です。このメカニズムを理解しないまま誤ったリハビリテーションを行うと、いつまでも続く後遺症を残してしまうおそれがあり、実際の臨床現場でも、効果に疑問のあるリハビリテーションが行われている例が少なくありません。

この本は、顔面神経麻痺の患者さんのために書かれた、わが国でおそらく初めての本です。まず病気の起こる仕組みを正しく理解し、病気の原因とメカニズムを踏まえた治療とリハビリテーションに取り組んでいただくことを目的としています。

そのため、本書は症状→原因→治療と、まるで医学生のための教科書のような説明の流れとなっています。できるだけ平易な記述に努めましたが、少し難しく感じられる箇所もあるでしょう。しかし、正しく治療に取り組むために必要なステップですから、どうか辛抱強くお付き合いください。この本が、顔面神経麻痺を克服するための一助となれば、これにまさる幸いはありません。

２０１１年12月

帝京大学医学部リハビリテーション科
栢森良二

顔面神経麻痺が起きたらすぐに読む本◉目次

装丁●林　健造
本文挿絵・レイアウト●鈴木　真由美

1

顔面神経麻痺とは

ある日、突然、顔面が麻痺する

ある朝、目が覚めたら、様子がおかしい。洗顔中に目に石鹸が入っても、目が閉じられない。水を飲むと、口からこぼれる。口笛を吹いても、うまく吹けない。鏡で顔を見てみると、口元が歪んでいる。一体、どうしてしまったんだろう？まさか、脳卒中？

顔面神経麻痺は、大抵こんなふうに突然起こり、患者さんを慌てさせます。片側の目や口を思うように動かせなくなるため、脳卒中と思い違いをしてしまうこともありますが、脳卒中と違って、強い頭痛などはなく、麻痺は顔面に限られ、手足は普通に動かすことができます。命の危険を示すような徴候が現れることはありません。

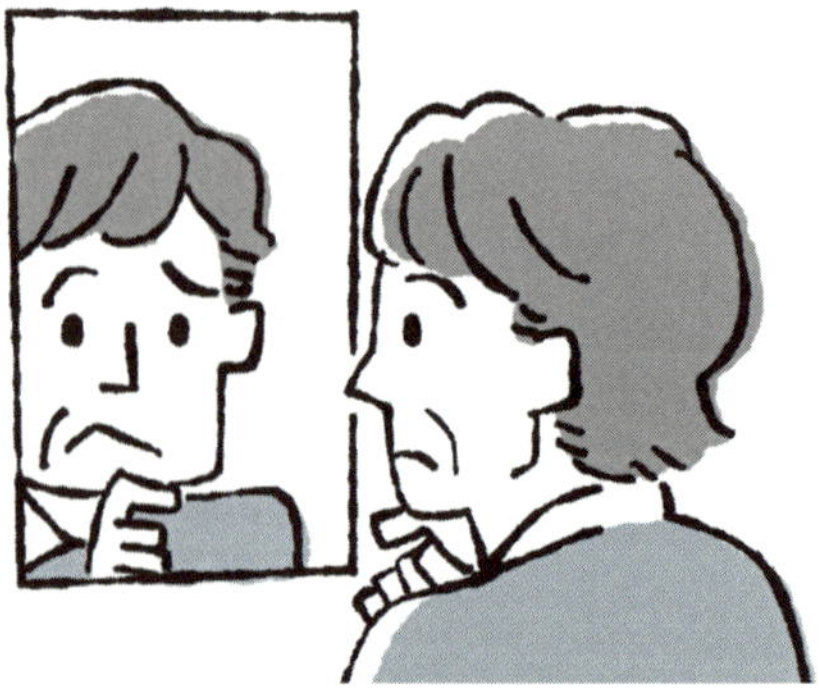

目、口の開閉や、顔の表情にかかわる症状のほかに、ものの味がわからない（味覚障害）、耳の中が閉じた感じがし、音が響く（聴覚過敏）、涙が出にくい、唾液が

少ないなどの症状があり、耳痛、後耳介痛、肩こりといった症状が伴うこともあります。

顔面神経麻痺は自然に回復する場合もありますが、診断・治療が遅れた場合や、重度の場合は、顔の表情が固定してしまったり、顔の筋肉が思うように動かなくなったりする後遺症が残ります。予防に勝る治療法はなく、できるだけ後遺症を予防軽減するためのリハビリテーションが必要になります。

初めて症状が現れ、病院へ駆け込んだとき、どの診療科にかかればよいのか迷うかもしれませんが、最初に耳鼻咽喉科の受診をお勧めします。特に、顔面神経麻痺の急性期の薬物治療に詳しい耳鼻咽喉科医がいれば、迅速な治療を受けられる可能性が高くなります。

人間関係のトラブルの原因にも

顔面神経麻痺は、顔の表情をコントロールできなくなることから、他人とのコミュニケーションの中で無用な誤解を招き、トラブルの原因になることもあります。そのために、対人関係に消極的になり、引きこもりがちになってしまう患者さんも少なくありません。

また、顔面神経麻痺は、後遺症を残すかどうかの予後診断が難しいことから、治療とリハビリテーションのスタートが遅れがちであり、誤ったリハビリテーションによって、症状を長引かせ、かえって悪化させてしまうことさえあります。

顔面神経麻痺を克服するには、正しい知識に基づいた治療とリハビリテーションが重要です。最近はボツリヌス毒素（ボトックス®）による治療法が選択肢に加わりました。

以下、この本は、顔面神経麻痺の患者さんが、正しい治療とリハビリテーションを受け、1日も早く生き生きとした顔と表情を取り戻すことができるよう、正しい知識を持っていただくことを目指しています。

2

発症の仕組みと原因

1 何が起こっているのか――病態と症状

麻痺しているのは顔面の筋肉ではなく神経

ある日、突然、顔の表情がコントロールできなくなる。これが、顔面神経麻痺の特徴です。では一体、顔面で何が起こっているのでしょうか。

人間の顔に表情を作り出す仕組みは、実は大変複雑です。顔面には、額、眉間、目の周り、鼻、頬、唇、口の周りなど各部分をいろいろな方向に動かす筋肉、すなわち「表情筋」が23個ほどあり、これらの筋肉の動きがさまざまに組み合わされ、驚き、幸福、怒り、悲しみなどの感情が多彩な表情として生み出されています（P19「もっと詳しく――顔面の筋肉と表情」参照）。

そして、表情筋の動きを司っているのは、「顔面神経」です。この顔面神経が炎症などによって圧迫損傷されると、表情筋を動かす脳からの指令がうまく伝わらなくなり、顔面を思うように動かせなくなります。顔面神経麻痺の約半数を占める「ベル麻痺」と呼ばれるタイプは、これまで原因不明でしたが、最近、多くの場合は、

2 発症の仕組みと原因

体内に潜在しているヘルペスウイルスが原因であることが分かってきました。

　つまり、ウイルスが原因となって、顔面神経が圧迫損傷され、脳からの指令が表情筋に正常に伝わらなくなり、複雑な表情のコントロールができなくなる。まずは、顔面神経麻痺が起こる大まかな仕組みを、このようにご理解ください。

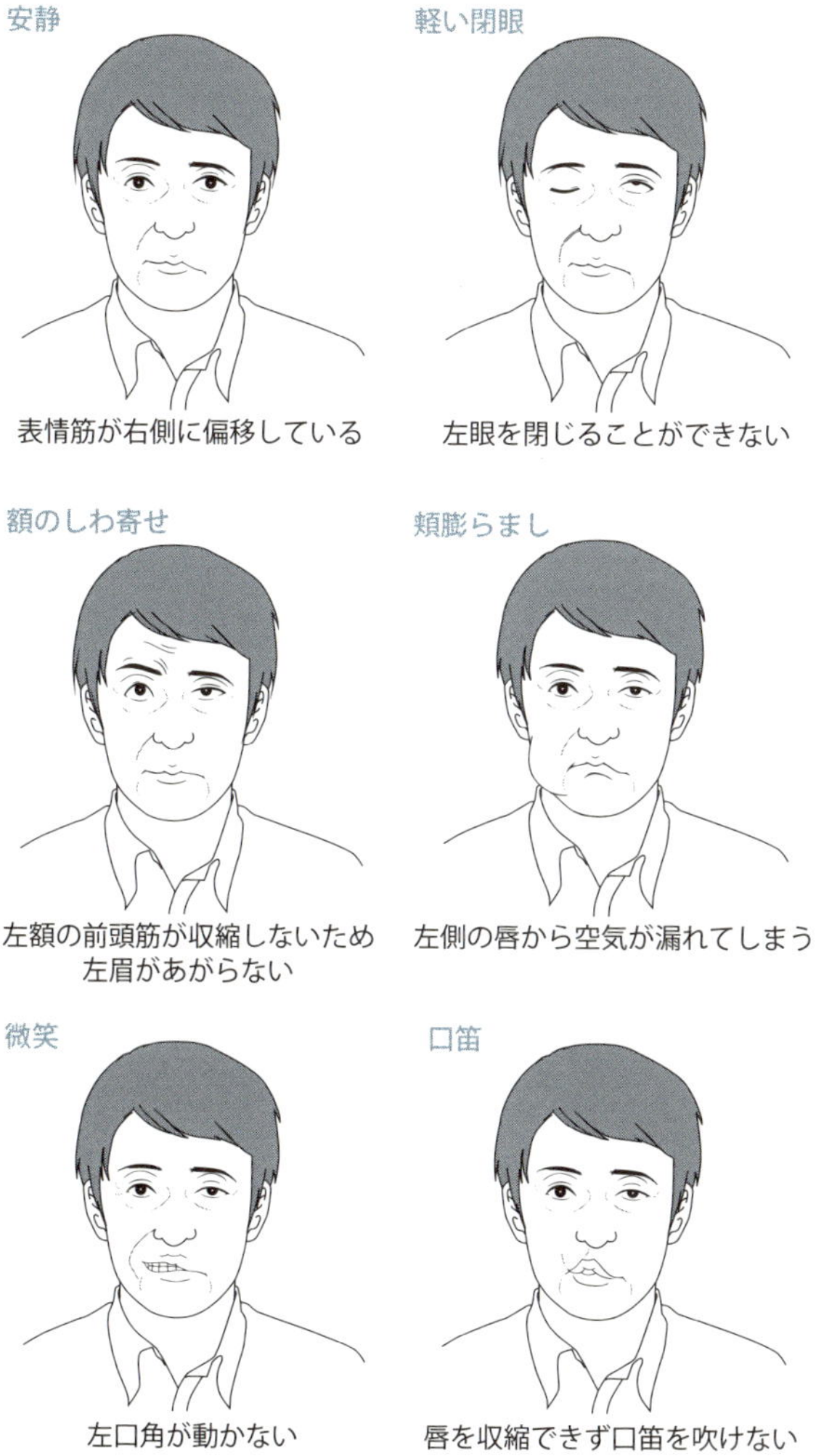
安静
表情筋が右側に偏移している
軽い閉眼
左眼を閉じることができない
額のしわ寄せ
左額の前頭筋が収縮しないため
左眉があがらない
頬膨らまし
左側の唇から空気が漏れてしまう
微笑
左口角が動かない
口笛
唇を収縮できず口笛を吹けない

図1　顔面神経麻痺（左顔面麻痺）の急性期の症状

ウイルスという言葉が出てきて、ちょっと意外な感じを持たれたかもしれません。顔面神経麻痺は、インフルエンザや、麻疹や、水痘と同じようなウイルスによる感染症なのでしょうか？ 感染症だとすれば、家族や他人にうつる可能性があるのでしょうか？ 確かに、ウイルスの活動が原因となって発症するという意味では、感染症であるといえますが、インフルエンザなどのような流行性はありません。顔面神経麻痺の原因については、後に改めてお話しします。

神経という「電線」が壊れる

顔面神経麻痺の発症の仕組みに戻りましょう。顔面神経が損傷され、表情筋が動かせなくなるのが顔面神経麻痺であると申しました。では、顔面神経の損傷は、どのようにして生じるのでしょうか。

まず、顔面神経とはただ1本の神経を指すのではありません。顔には23個ほどの表

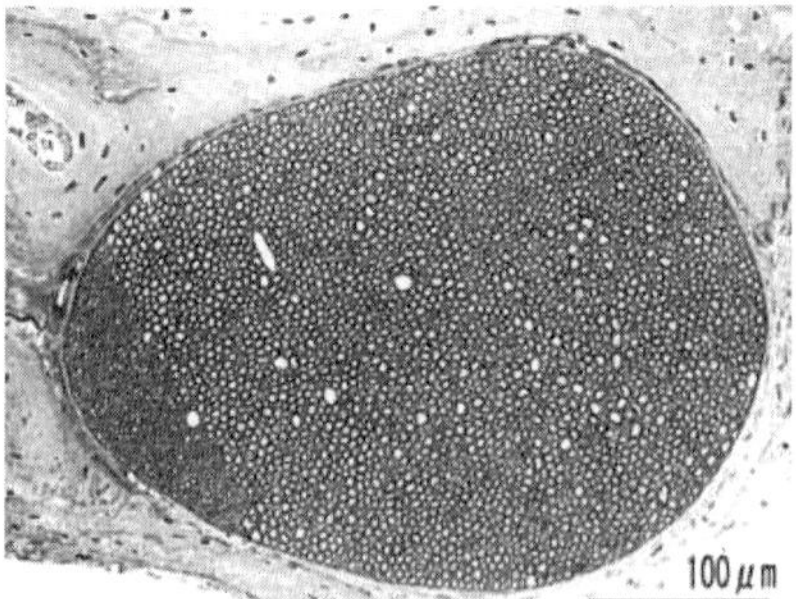

顔面神経断面の顕微鏡像

神経繊維は3,500～4,000本あり、隙間なく密接しながら走行している。左端の黒っぽく見える部分には、他の神経より細い副交感神経が密集して走行している

情筋があり、それぞれ別々の神経線維に支配され、その総数は約４千本に上ります。顔面神経とは、個々の表情筋を支配する神経の他に、味覚を司る特殊感覚線維、自律神経などが多数集まって１本の束になったものです（写真）。束の中のどの神経がどの程度の損傷を受けるかによって、異常の現れる場所や重症度はさまざまに異なります。

　次に、顔面神経の束を構成する１本１本の神経線維は電線にたとえられます。中心の銅線にあたる「軸索」には脳からの指令を伝える電気信号が走り、軸索の周囲を、電線ならばビニールの絶縁カバーにあたる「髄鞘」が覆い、髄鞘の外側をさらに「神経内膜」が取り巻いています（図２）。神経に炎症が起こると、表情筋を支配する軸

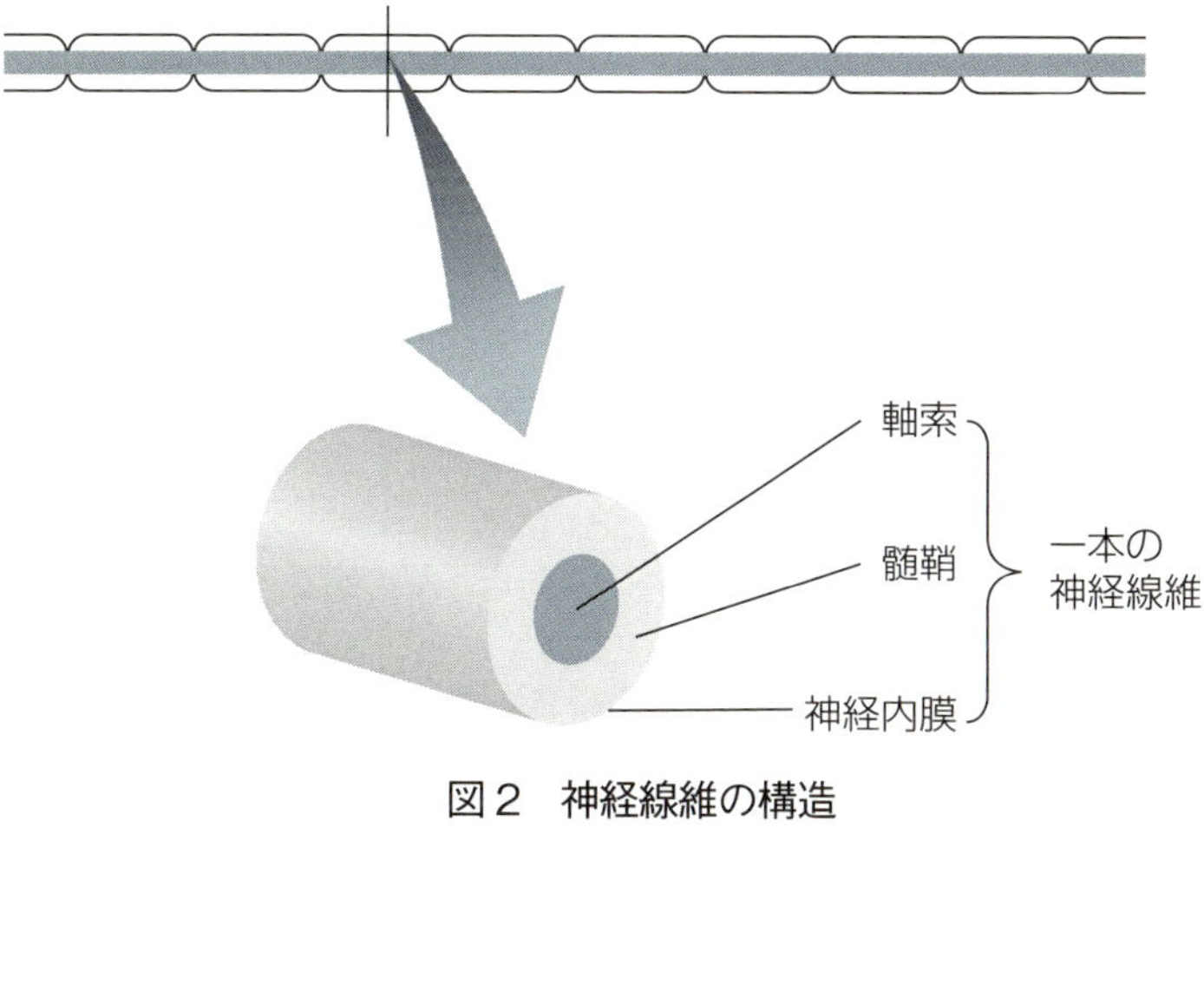

図２　神経線維の構造

索は栄養不足に陥り、神経線維の電線状の構造は数日で壊れてしまいます。これを「変性」といいます。

ウイルスの活動などにより神経に炎症が起こり、浮腫が生じると、神経は外側へ膨張しようとします。炎症が起こりやすいのは、顔面神経が脳から表情筋へ向かう途中の「膝神経節《しつしんけいせつ》」と呼ばれる部分で、周囲が硬い骨に囲まれているため、神経は膨張することができません。このため、顔面神経はそれ自身の膨張する力に逆に圧迫される結果となり、この圧によって1本1本の神経線維に損傷が生じます。神経の損傷の仕方は、神経に加わる圧などの条件により異な

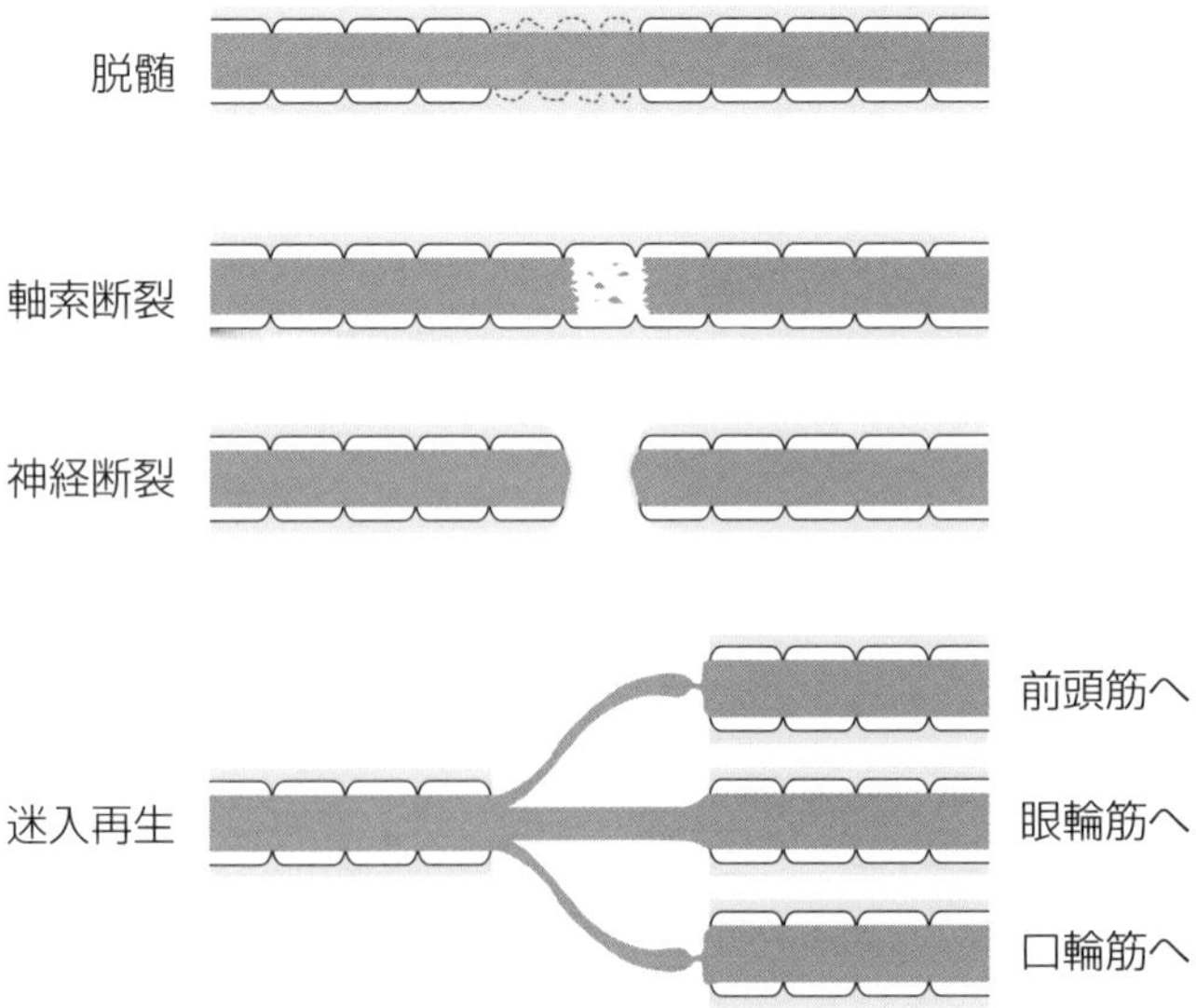

図３　神経損傷と迷入再生

り、①髄鞘が脱落する（脱髄）、②軸索が断裂する（軸索断裂）、③神経内膜も含めた神経線維全体が断裂する（神経断裂）という3つのタイプの変性が生じます（図3）。

損傷が著しい場合は、脳から顔面の表情筋への信号伝達が断たれ、顔面神経麻痺のさまざまな症状が起こってきます。膝神経節から表情筋までの距離は平均約9㎝あり、神経の損傷が起こってから変性が進行し、表情筋が完全に麻痺するまでには数日かかります。また、軸索断裂や神経断裂からの回復には3～4ヵ月を要します。

神経の「混線」で症状が複雑に

炎症が消退すると、損傷された神経線維は、自己を元通りに再生しようとします。神経の損傷は多くの場合、自然に修復され、顔面神経麻痺の症状も残りません。ところが、そうならないケースがあります。この場合はさらに、少し困った問題が生じます。複雑な話が続きますが、顔面神経麻痺の治療とリハビリテーションにとって重要なポイントですから、辛抱強くお付き合いください。

さて、困った問題というのは、傷んでしまった神経線維の修復がうまくいかず、修復の結果が原状と異なってしまうことです。しばしば起こるのは、断裂した神経線維の先端が間違って他の表情筋を支配する神経につながってしまう「迷入再生」という現象です（図３）。いわば、神経の「混線」です。すると、どうなるでしょうか。顔面のＡの部分を動かそうとしたら、ＡもＢもＣも同時に動いてしまう（病的共同運動）、あるいは、Ｃを動かそうとしているのに、Ｃが動かずＤが動いてしまう、といった症状が現れてきます（Ｐ20「もっと詳しく――神経損傷と迷入再生」参照）。迷入再生は、体の他の部分、例えば手足を動かす神経などにはほとんど起こらない、顔面神経に独特の現象です。

迷入再生によって、顔面神経麻痺では複雑な後遺症が残ります。したがって、顔面神経麻痺の回復期には、症状を正確に把握し、顔面神経に何が起こっているのかを見極めることが非常に重要です。正確な診断をしないまま不適切なリハビリテーションを始めると、良い結果が得られないばかりか、病状を固定させ、悪化させることにもなりかねないからです。

もっと詳しく

顔面の筋肉と表情

顔の動きや表情を生み出す顔面筋には、23の「表情筋」と、4つの「咀嚼筋」があります（巻末付録参照）。

表情筋は、顔面皮下にあり、頭蓋骨に発して皮膚で終わる筋肉で、目、鼻、口、耳などの開閉のために発達したと考えられています。人類では、言語の発音を助け、感情を顔に反映し表情を作り出す働きを担っています。表情筋は、上眼瞼挙筋を除き、すべて顔面神経に支配されています。

咀嚼筋は、頭蓋骨から起こって下顎骨に終わる筋肉で、主に下顎骨を引き上げ、口を閉じ、噛みしめる働きをします。主に三叉神経第三枝に支配されています。

人間の顔が見せる多様な表情は、6つの基本的感情（「驚き」、「恐怖」、「嫌悪」、「怒り」、「幸福」、「悲しみ」）に集約され、それぞれの基本的表情は、単一の表情筋ではなく複数の表情筋の動きが組み合わされ、作り出されています。

他の骨格筋などにはない、表情筋に独特の動きとして、「びっくり反射」と、表情を作る動きがあります。びっくり反射は、身に危険が迫ったときに直ちにまぶたを閉じ、眼球を保護する反応で、①突然、目の前に何物かが現れたとき、②突然、大きな音がしたとき、③小さな昆虫などが角膜に触れたとき、④転倒したときに生じ、また、びっくり反射に続いて、驚き、恐怖などの感情を反映する表情が顔に現れます。

このように、表情筋は、危険から身を守る働きとともに、多種多様な顔の表情を現すという、人類ならではの複雑・微妙な役目も担っています。この表情筋を支配する顔面神経が侵されればどうなるでしょうか。顔面神経麻痺の深刻さは、この点にあります。

神経損傷と迷入再生

神経の限局性損傷に伴って、表情筋までの神経線維の形態や性状は大きく変化し、これを「神経変性」といいます。神経変性は重症度により、「脱髄」（あるいは「ニューラプラキシー」）、「軸索断裂」、「神経断裂」の３つに分類されます。

軽い損傷では、神経線維の表面の髄鞘のみが侵される脱髄が起こります。このタイプは軸索変性がないことから、３週間ほどで完治します。圧迫がもう少し強くなると軸索断裂が起こります。圧迫により栄養血管が閉塞し、栄養不足によって末梢側から逆行性に軸索変性が生じます。脱髄と軸索断裂では神経内膜が温存されていることから、再生時に迷入再生が起こることはありません。

これに対して、さらに強い圧迫損傷では、軸索、髄鞘から神経内膜も断裂する神経断裂が生じ、断裂部位から末梢側に向かって変性が進行します（ワーラー変性）。内膜が断裂しているために、迷入再生が生じ、これが表情筋の病的共同運動の後遺症につながります。

2 なぜ起こるのか——原因と頻度

前触れなく起こる「ベル麻痺」

顔面神経麻痺を原因からみた場合、外傷、手術時の損傷、神経の腫瘍から起こるものもありますが、最も多いタイプは「ベル麻痺」と「ハント症候群」です。

突然、何の前触れもなく発症するタイプの顔面神経麻痺を「ベル麻痺」といいます。ベル麻痺はこれまで原因不明とされてきましたが、最近、その多くは口唇ヘルペスを起こす単純ヘルペスI型ウイルス（HSV－I）の再活性化が原因であることが分かってきました。

ウイルスの再活性化とは、過去に体内に侵入し、免疫機構による攻撃の手を逃れて体内に潜んでいたウイルスが、過労やストレスなどによる一時的な免疫力の低下を機に、再び活動し始めることをいいます。

ベル麻痺は顔面神経麻痺の半分強を占め、発症率は人口10万人当たり1年間に20人から30人です。

重症化しやすい「ハント症候群」

突然症状が現れるベル麻痺に対して、顔面神経麻痺の発症の前または後に帯状疱疹が耳介に現れるケースがあり、これを「ハント症候群」といいます。ハント症候群ではしばしば、耳全体が赤く腫れあがったり、後耳介部に強い痛みが伴っていたりします。また、内耳神経も同時に侵されることがあるため、めまい、歩行時のふらつき、難聴を伴うこともあります。

ハント症候群は、顔面神経管内に潜んでいた水痘帯状疱疹ウイルス（ＶＺＶ）が再活性化して起こると考えられています。幼少時、水痘（水疱瘡）にかかったときに侵入し、潜在していたＶＺＶが何かのきっかけで暴れだし、顔面神経麻痺を引き起こすのです。ウイルスの種類は違いますが、過去に感染したウイルスの再活性化から起こる点は、ベル麻痺と同じです。

ハント症候群では、神経線維に対する直接損傷作用が強く、ベル麻痺による顔面神経麻痺より重症になる傾向があります。しかし、顔面神経麻痺に先行して帯状疱疹を発症している場合は、帯状疱疹に対して抗ウイルス薬を投与していることが多いため、顔面神経麻痺が軽度になります。

顔面神経麻痺の約14％はハント症候群であり、発症率は人口10万人当たり1年間に2～3人です。

3 症状はどう推移するか——回復過程と後遺症

後遺症の有無・程度は最初の数日間で決まる

以上、顔面神経麻痺の発症の仕組みと原因をざっと説明してきました。顔面神経麻痺の原因である神経のトラブルは、直接目で見ることができませんが、はっきりした症状を伴い、特徴的な経過のパターンを示します。起こっている症状を正確に観察し、発症からの日数を数えることなどにより、神経の状態を推察し、治療とリハビリテーションのタイミングを計ることができます。

最初軽い症状から始まった顔面神経麻痺は、2日目、3日目と次第に症状が悪化し、やがて、麻痺し始めた部分の表情筋は完全に麻痺してしまいます。この経過は、顔面神経の炎症と浮腫による圧迫と損傷が起こり、表情筋に向かって神経線維の変性が進んでいることを示しています。したがって、この段階で、顔面神経に炎症を起こしているウイルスに対する抗ウイルス薬と、浮腫を軽減させる薬による治療が必要です。

顔面神経麻痺の症状は10日目から14日目ごろに固定し、その後は、順調に回復するものから重い後遺症の残るものまで、さまざまなケースに分かれます。回復に向かう場合は、回復する程度や回復までの期間に幅があり、後遺症が残る場合も、後遺症の程度はさまざまです。回復期にどのような経過をたどるかは、発症から数日の間に進行する神経損傷のタイプや程度によってほぼ決まります。

神経損傷の修復と症状の推移

損傷を受けた顔面神経は神経変性を起こしますが、同時に神経は自己を修復しようとして、神経の再生も進みます（図4）。

脱髄では、病変部位での伝導ブロックが改善されると、3週間ほどで臨床症状もほぼ消失します。

軸索断裂では、神経内膜に導かれるように1日1mmのスピードで再生が進み、発症3ヵ月ほどで表情筋に到達して、本来の神経に支配された表情筋の動きが完全に回復します。

これに対して、神経断裂が生じている場合は神経線維の再生が少し遅れ、4ヵ月ほどで表情筋に到達します。軸索断裂の場合との1ヵ月の差は、神経の混線すなわち迷入再生の過程と考えられます。つまり発症から3ヵ月までは断裂した軸索の再生によって順調な回復を遂げますが、神経断裂があると完全回復には至らず、4ヵ月目以降に、迷入再生から病的共同運動、筋力低下の後遺症が出現します。4ヵ月目以降の回復過程は、それまでにどのような

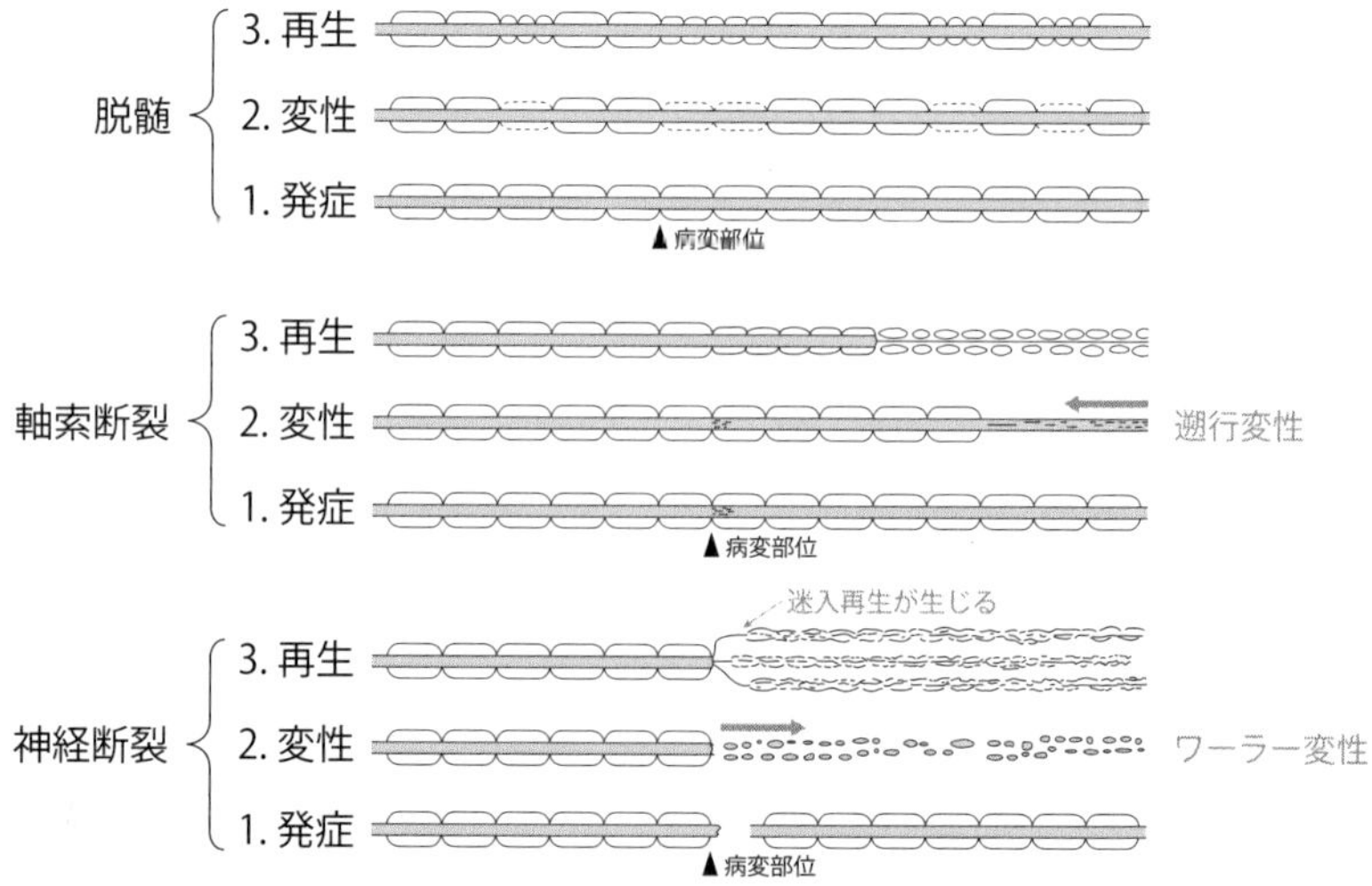

図4　神経の変性と再生

リハビリテーション・アプローチを行ったか、あるいはこれから行うかに依存します（図５）。

回復期の強い随意運動は迷入再生を促す

一度断裂した後、再生し始めた神経線維は、つながる先を求めて再生突起を伸ばします。このとき、再生突起は、収縮した表情筋に向かう傾向を示します。

このことから、麻痺している表情筋を努めて動かすことや、電気で表情筋を刺激して動かすことは、顔面神経の再生のために有効です。しかし同時に、本来の支配筋ではない表情筋に向かう再生突起の形成をも促すため、迷入再生を促進し、後遺症を重度にしてしまう可能性があります。

例えば、眼輪筋は自発的なまばたきにより、口

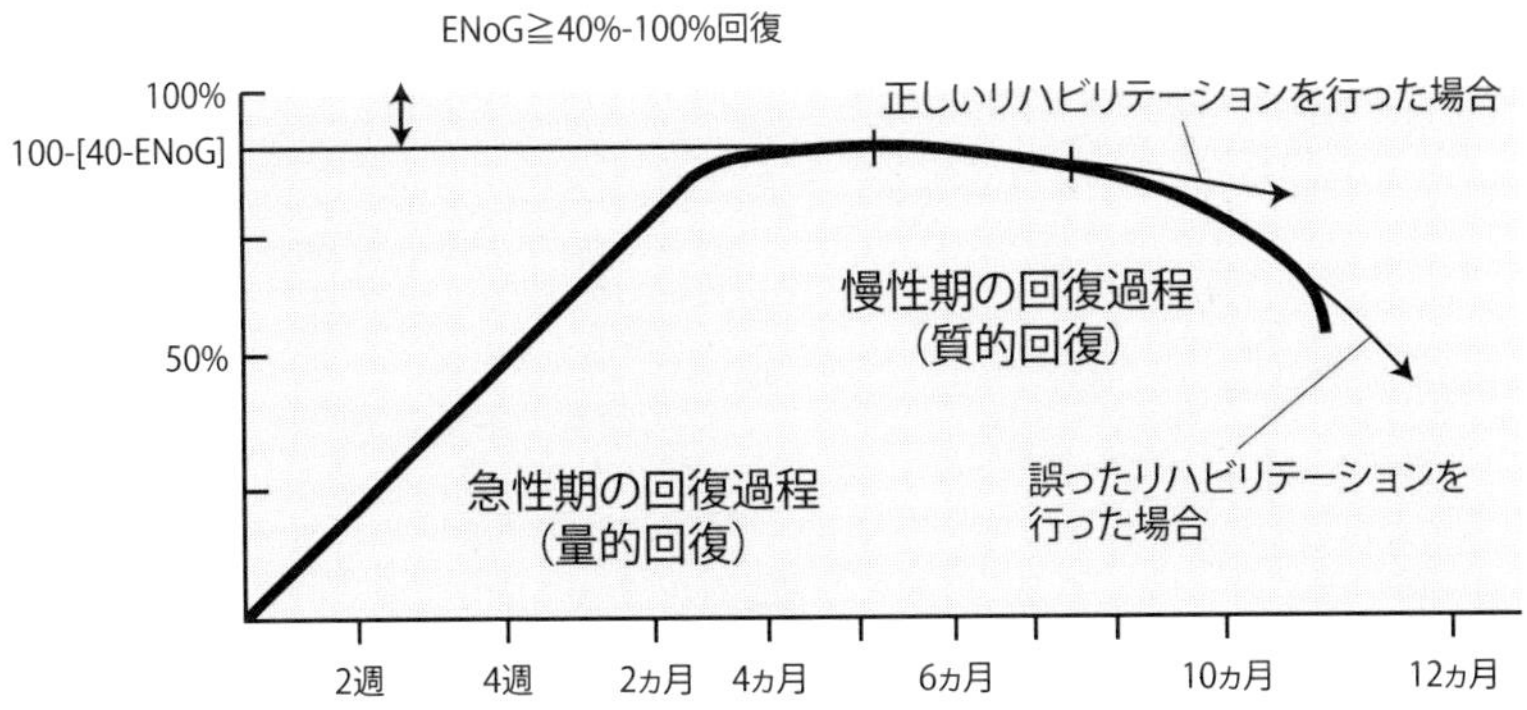

図５　顔面神経麻痺の回復過程

周囲筋はしゃべる、食べるなどの動作により、収縮回数が１日２万回にも及ぶことから、これらの表情筋には迷入再生線維が集まりやすい傾向があります。そのため、口笛吹きや、頬膨らましの動作によって、眼が細くなり、まぶたが閉じてしまう、また、眼を閉じると、麻痺のある側の口角が上方、外側に引きつってしまう、といった特徴的な病的共同運動が生じます。

顔面神経麻痺のリハビリテーションの難しさは、この点にあります。顔面神経麻痺の症状は、おおむね発症から３ヵ月目までは、脱髄病変と軸索断裂の修復過程を反映して、順調に回復していきますが、迷入再生は４ヵ月目までは症状として現れてきません。この時期に、回復を急ぐあまりに、強い表情筋の随意運動や頻繁な電気刺激を繰り返すと、かえって迷入再生を促してしまいますから、要注意です。

筋力低下と顔面拘縮

迷入再生が起こると、神経が本来の支配筋とは違った筋肉を支配してしまうため（過誤支配）、本来の支配筋への神経線維の数は減少します。すると、他の筋を過誤支配してしまった線維の数の分だけ、本来の支配筋の筋力は低下します。したがって、迷入再生した線維の数が多いほど、つまり顔面神経麻痺の症状が重いほど、筋力低下が後遺症として残りやすくなります。特に、前頭筋、眼輪筋、上唇挙筋、頬骨筋、笑筋に顕著な筋力低下がみられます。

これを、随意運動や電気刺激で強化しようとすると、既に迷入再生のある顔面神経に支配された表情筋群は容易に病的共同運動を起こし、表情筋全体が一塊となった収縮運動となり、顔面拘縮を重症化させることになります。

4 回復過程を予想する――検査と症状評価法

神経損傷の程度を調べる電気生理学的検査

顔面神経にどの程度の神経損傷が生じているのかは、電気刺激への反応をみる検査により知ることができ、また、発症後の回復経過は、顔面神経麻痺の症状評価表を用いて確かめることができます。

顔面神経を電気で刺激し、表情筋の反応の強さを測定して、神経損傷の重症度を調べる方法があります。この検査では、麻痺している側の筋肉と、していない側の筋肉の反応の強さをそれぞれ測定し、二つの測定値の比率（ENoG、エレクトロニューログラム）を算出します。この比率が40％より高いか低いかが、今後の経過の良否を占う大きなポイントとなり、ENoGが40％以上のときは、神経断裂はないと考えられ、遅くとも3ヵ月で完治に至り、それ以後、後遺症が現れることもありません。ENoGが40％未満の場合は、断裂した神経線維があり、4ヵ月目以降に（40－ENoG）％の確率で迷入再生が起きる可能性があり、また筋力低下の後遺症が残る可能性もあります。

発症後の回復度をみる「柳原40点法」

顔面神経と表情筋の電気的な反応を測定する電気生理学的検査に対し、表情筋の安静時の対称性や随意運動の程度を直接観察し、どれくらいで回復するか、あるいは後遺症が出現するかを評価する方法があります。表情筋は手や足の筋肉と異なり、重力を負荷する筋力テストのような方法を用いることができないため、表情筋の運動のために独自に開発された評価表が使われます。国際的に用いられている評価表として、「柳原40点法」、「サニーブルック法」、「ハウス-ブラックマン重症度分類」があり、日本では柳原40点法が最も普及しています。

柳原40点法の評価項目は10項目あり、うち1項目は、安静時の顔の対称性を評価し、他の9項目は、随意運動の程度を評価します（図6および巻末付録参照）。発症から1～2ヵ月ほどのフォローアップで機能回復の程度を予想できる利点があり、また、発症から6ヵ月ほどの機能回復をみるのに優れた方法です。

ただし、安静時の顔面拘縮や、随意運動に伴う病的共同運動を捉えることは難しく、これを見落としたまま、柳原40点法における40点満点を目標にして随意運動のリハビリテーションを行うと、顔面神経麻痺の後遺症を悪化させることがあります。

回復のパターンを予想する

顔面神経麻痺発症からの経過日数と、柳原40点法の合計スコアから、今後の経過が「完全回復型」か、「不完全脱神経型」か、「完全脱神経型」かを、おおよそ推測

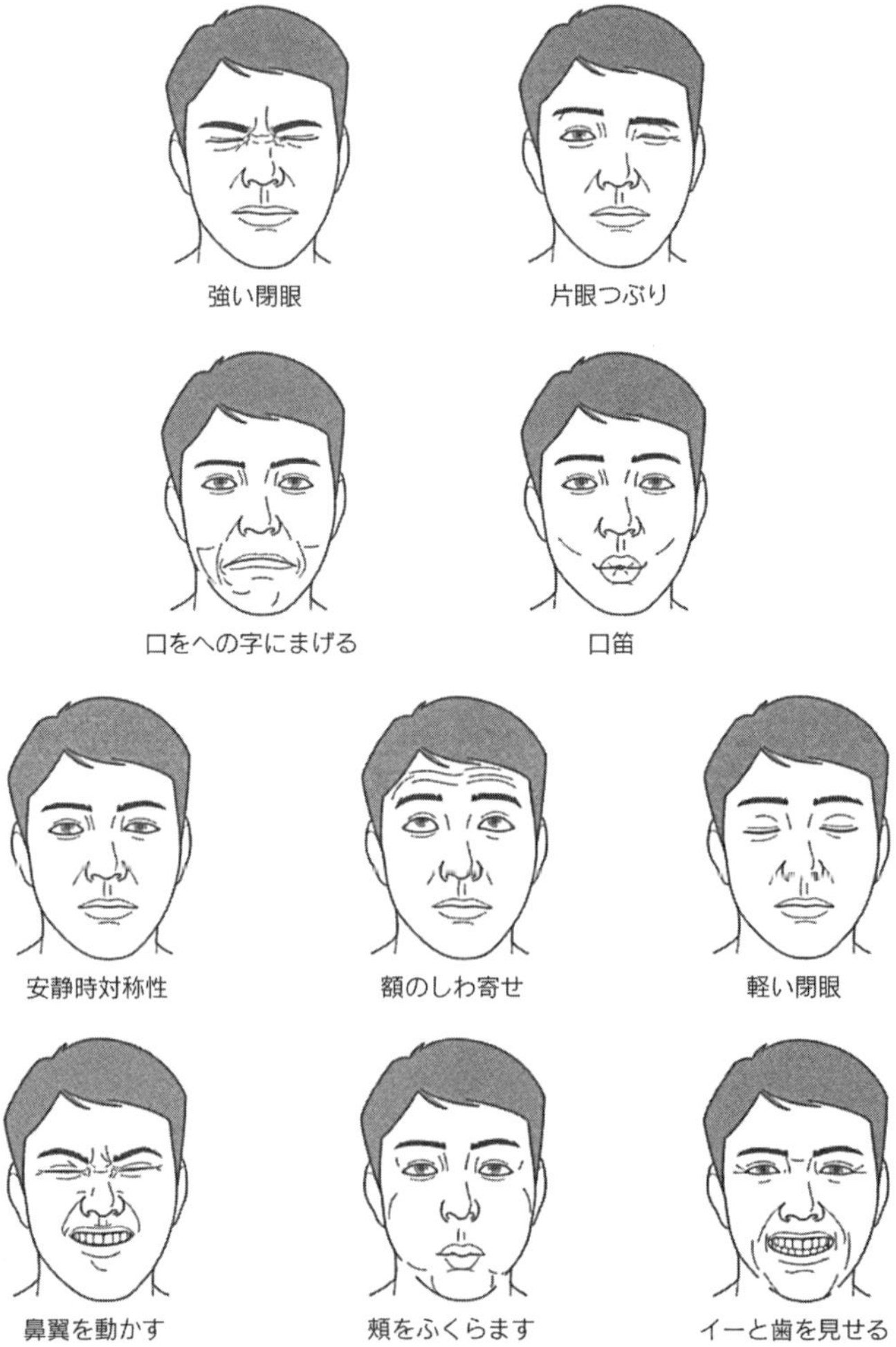

（栢森良二「動画DVD付 顔面神経麻痺のリハビリテーション」医歯薬出版より）

図６　柳原 40 点法の表情評価

することができます（図7）。

発症2週間後にスコアが20点程度に回復していれば、「脱髄型」であり、3週間ほどで完治します。発症から1ヵ月でスコア20点程度まで回復した場合は、「軸索断裂型」で、3ヵ月目までに完治します。しかし3ヵ月でスコア20点程度に回復した場合では、4ヵ月以降、神経断裂線維の迷入再生によって病的共同運動が出現します。軸索断裂が主で、神経断裂線維が少ない軸索断裂型では発症から5～6ヵ月で病的共同運動が出現します。発症から3ヵ月過ぎても、スコアが10点以下にとどまる場合は「神経断裂型」で、3～4ヵ月後に回復が始まり、同時に病的共同運動が現れる場合が多く、筋力低下が後遺症として残ります。

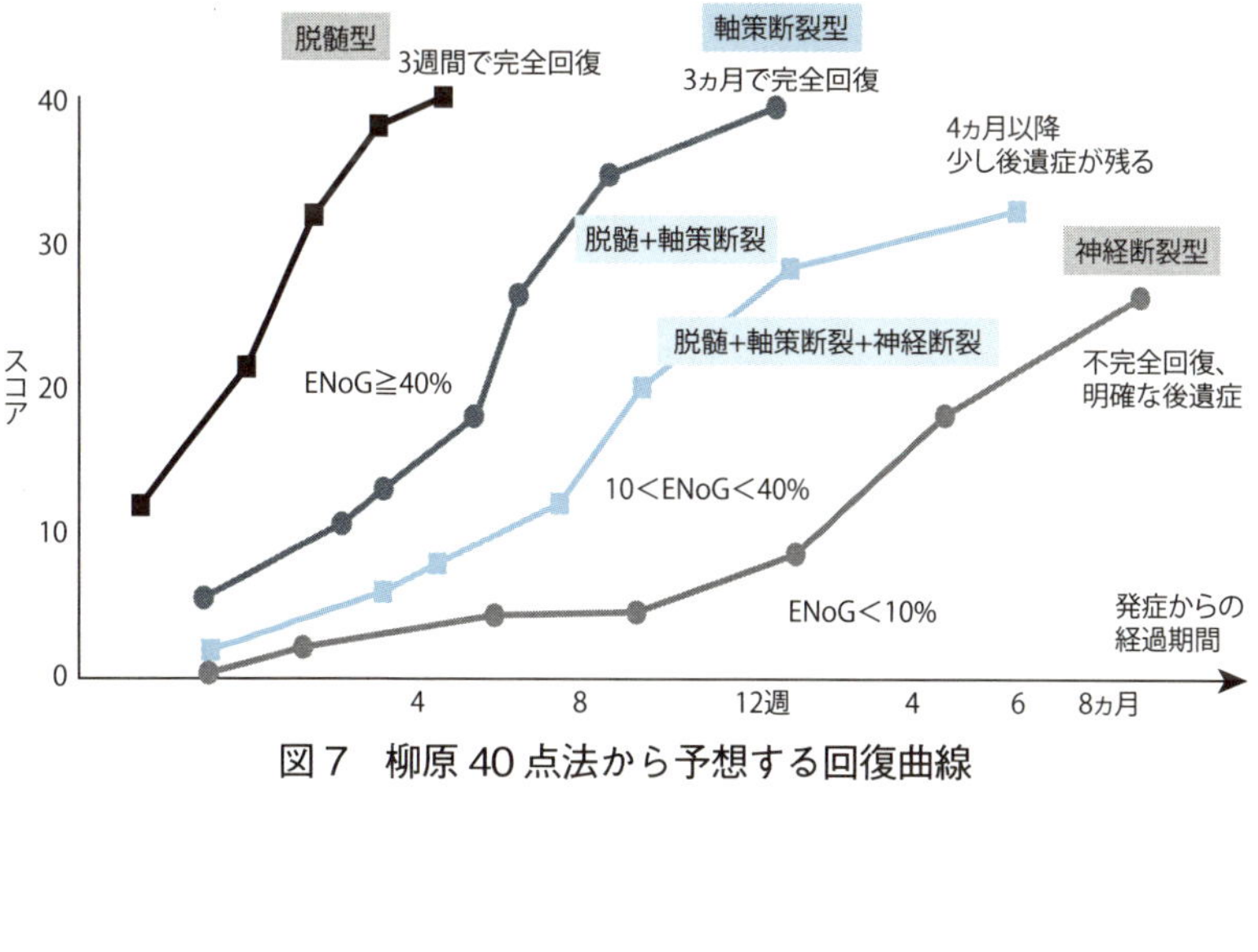

図7　柳原40点法から予想する回復曲線

もっと詳しく

さまざまな評価法

顔面神経麻痺の症状評価法には、「柳原40点法」のほかに、「サニーブルック法」、「ハウス－ブラックマン重症度分類」があります（巻末付録参照）。

サニーブルック法は、随意運動時の対称性、安静時の対称性、病的共同運動の3要素について評価し、各要素の得点から一定の算式により「複合点」を算出し、これを総合評価とします。複合点は0点から100点の範囲で、0点は随意運動が全くない完全麻痺の状態、100点が正常状態となります。

サニーブルック法では、随意運動時の対称性、安静時の対称性、病的共同運動の各要素を評価するため、どこに問題があるかが容易に把握でき、治療目標を定める場合に大きな助けとなります。

サニーブルック法の欠点は、評価に時間と手間がかかることです。評価を正確に行うため、静止画と動画で顔面を撮影し、画像を観察しながら点数を記入する作業が必要です。

ハウス-ブラックマン重症度分類は、柳原40点法が部位別評価法、サニーブルック法が症状の要素別評価に基づく総合評価法であるのに対して、概括的な評価法です。グレードⅠからグレードⅥで評価し、グレードⅠが正常、グレードⅥが完全麻痺です。評価が簡便で、重症度が直ちに分かる点が優れていますが、欠点は、症状が麻痺による筋力低下など機能不全によるものか、病的共同運動や顔面拘縮など機能異常によるものかの区別が困難であることです。

3

治療とリハビリテーション

1 顔面神経麻痺の治療目標

原因を押さえ 表情筋の動きを回復する

顔面神経麻痺では、神経損傷の原因となっているウイルスの活動を抑え、浮腫による神経圧迫を除く薬物療法と、麻痺した表情筋の動きを回復し後遺症を予防するためのリハビリテーションが、治療の大きな2本柱となります。

次に、顔面神経麻痺の治療は、最終的に何を目指すのでしょうか。これは、生物学的なヒトとしての側面と、人間としての側面に分けて考えることができます。

まず、生物学的なヒトとしての側面からは、正常な「びっくり反射」（P19）を回復することが、顔面神経麻痺の治療目標であるということができます。びっくり反射は、眼の前を何物かがよぎったときなどに眼や口などの開口部をとっさに閉じようとする反射運動で、生体が危険から身を守るための原始的な防衛反応です。これが十分に働かない状態は、生物として無防備な状態であり、ぜひとも正常に戻さなければなりません。

もう１つの治療目標は、感情を反映した表情を現す表情筋の動きを取り戻すことです。審美的な観点から、また人間同士のコミュニケーションの観点から、表情筋の回復が正常な社会生活を取り戻すために必要であることはいうまでもありません。

２つの治療目標のうち前者は、重症の場合でも、自然の経過に任せたままで、ある程度達することができます。しかし、後者のより「人間的な」治療目標を達するには、正しいリハビリテーションが必要です。意図しない眼や口の閉鎖を防ぎ、いかに自然な表情を取り戻すかが、リハビリテーションの大きなポイントになります。

2 発症直後の薬物療法

原因ウイルスを薬で制圧する

顔面神経麻痺は多くの場合、ウイルスの再活性化によって生じた顔面神経の炎症と浮腫から起こります。したがって、特に、ウイルス性と考えられているベル麻痺とハント症候群の顔面神経麻痺では、できるだけ早期に、抗ウイルス薬によりウイルスの活動を抑えることが重要です。

ベル麻痺の場合、中等度では抗ウイルス薬（バラシクロビル）内服を１日当たり１千mg投与し、重度麻痺で耳介に発赤があり、耳の痛み、味覚障害を合併しているときは３千mg／日を投与します。柳原40点法でスコア20点以上の場合は、抗ウイルス薬投与は不要です。

神経の浮腫に対しては、軽度あるいは中等度では、ステロイド（プレドニゾロン）内服を30mg／日から開始し、次第に減量しながら10日間投与します。重度麻痺では、入院してステロイド（プレドニゾロン）点滴を120～200mg／日から開始し、次第に減量しながら10日間投与します。

ハント症候群では、抗ウイルス薬（バラシクロビル３千mg／日またはファムシクロビル１千５百mg／日）内服を、できるだけ早期に５日間投与します。浮腫に対するステロイド（プレドニゾロン）投与は、ベル麻痺の場合と同様です。

3 急性期のリハビリテーション

なぜリハビリテーションが有効か

神経断裂が生じた場合、最初の1～2ヵ月の間に迷入再生が起こります。また、迷入再生は既に述べたように、収縮の頻繁な表情筋に向かって起こりやすい傾向があり、伸びた神経再生突起は4ヵ月後に表情筋に到着します。

急性期リハビリテーションの目標は、迷入再生による病的共同運動と顔面拘縮の予防と軽減です。この時期に大切なことは、次の3原則です。

①強く大きい表情筋収縮を避ける
②表情筋の伸張マッサージ＝ストレッチングを頻繁に行う
③上眼瞼挙筋（動眼神経支配）を使って眼輪筋の伸張を行う

この3原則には、どのような意味があるのでしょうか。

顔面神経麻痺の発症1～2ヵ月の時期は、迷入再生をいかに抑制するかが課題です。そのために、①強く大きい、意識的な表情筋の動き（収縮）を避けることと、

②表情筋を常にストレッチングさせることが重要になります。まばたきをする、しゃべる、食べるなどの生理的な動きによって、眼輪筋、口周囲筋は頻繁に収縮を繰り返しますが、その他の表情筋は通常これほど頻繁に動くことはありません。そこで、この差を補うために、短時間でも頻繁な表情筋のマッサージが必要なのです。

もう一つは、迷入再生が生じた場合、病的共同運動として、口周囲筋の動きによる眼裂狭小化（食事のたびに眼が閉じてしまう）が起こりやすいので、発症時から、③眼輪筋の拮抗筋である上眼瞼挙筋を使って、しゃべるとき、食事のときに眼を見開く練習をする必要があります。

急性期リハビリテーションの注意点

顔面神経麻痺のリハビリテーションでは、いろいろ注意すべきことがあります。特に重要なのは、強く大きい表情筋の動きを避けることですが、まばたきや、しゃべること、食べることまで避ける必要はありません。これらの生理的な表情筋の動きは許容範囲内と考えてよいでしょう。

また、表情筋のストレッチングによって、神経の再生が、本来の支配筋への経路に限定され、他の支配筋への経路との混線を予防できる可能性が高まります。ストレッチングが有効なのは、再生線維が表情筋に達する発症3ヵ月まで、あるいは病的共同運動が出現する4ヵ月前、発症1～3ヵ月目の頃です。

表情筋のストレッチングでは、伸張する方向が大事です。発症から3ヵ月までは表情筋を縦横、あるいは円を描くように全方向にマッサージします。4ヵ月を経過すると、表情筋の収縮方向が明らかになるため、しわに対して直角方向に筋をストレッチングするとよいでしょう（図8）。

もう一つ大切なのが、上眼瞼挙筋を用いた開瞼運動です。発症から4ヵ月以降になると、口笛吹き、頬膨らましや、食事のときに、眼裂が細くなり、極端な場合は眼が完全に閉じてしまいます。あるいは、眼輪筋の短縮により、眼裂が細くなり、固定化してしまいます。これを予防するため、顔面神経麻痺の発症時から、眼輪筋に拮抗する上眼瞼挙筋を用いて、瞼を開ける練習を行います。気を付けなければならないのは、

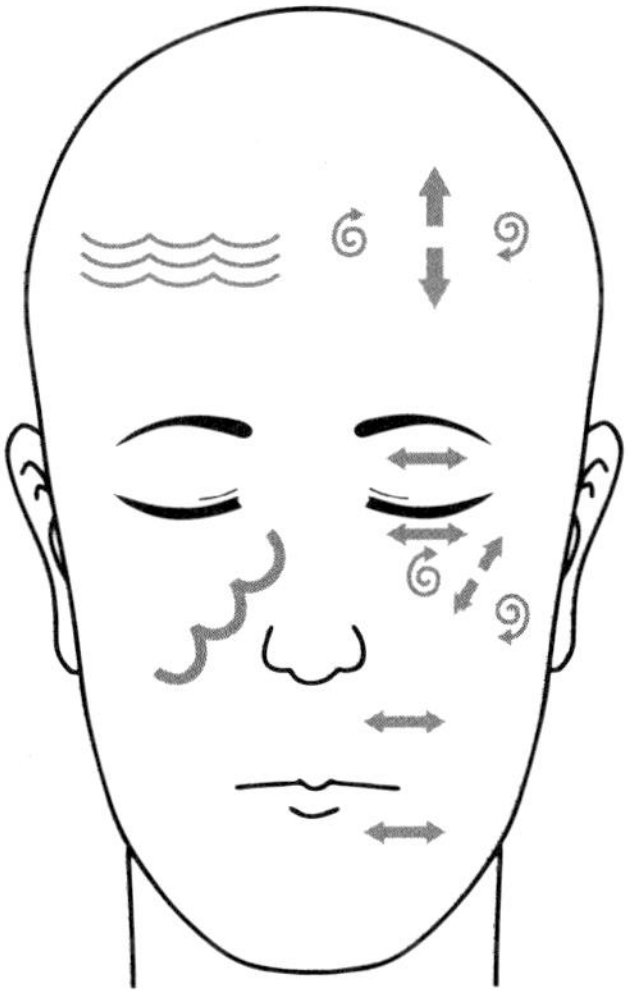
図８　表情筋の伸張マッサージ

このとき、額を挙げて眼を開かないようにすることです（図9）。額を使うと、4ヵ月以降に病的共同運動が強まってしまいます。

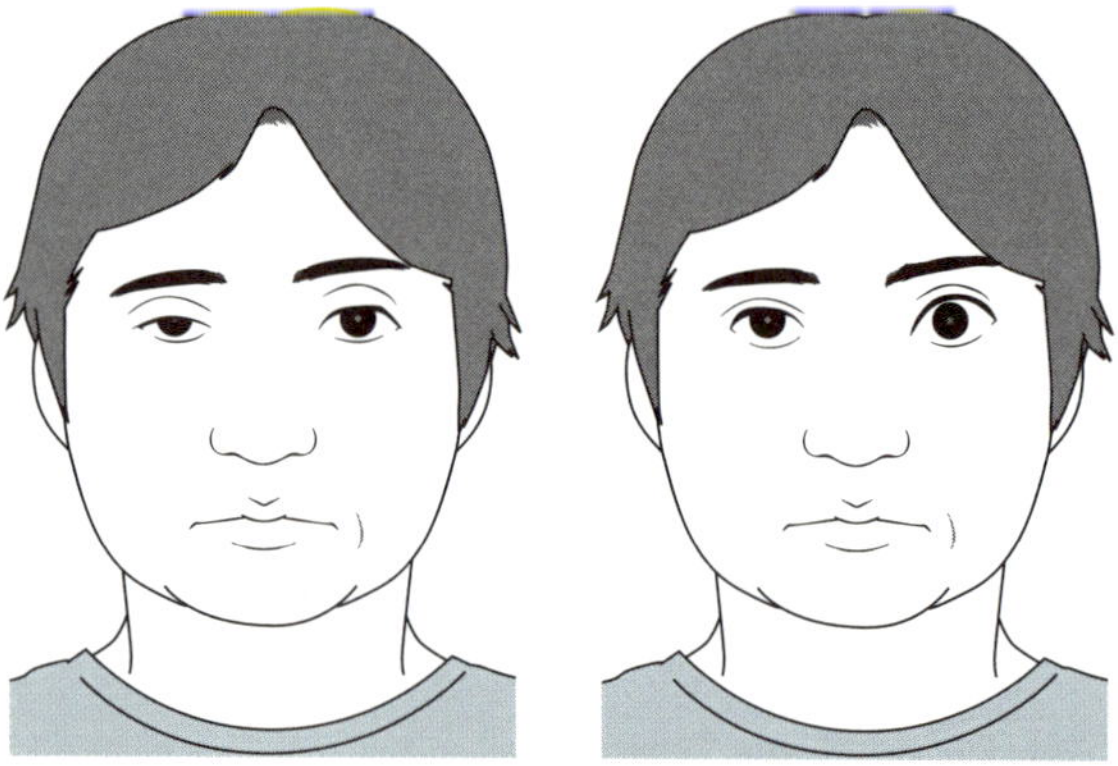
図9　上眼瞼挙筋を使った開瞼運動

4 慢性期のリハビリテーション

慢性期リハビリテーションの目的

顔面神経麻痺における慢性期とは、発症から4ヵ月目以降をいいます。この時期の症状の特徴は、顔面のこわばり、筋力低下、顔面拘縮、病的共同運動、二次性顔面けいれんなどの機能異常であり、これらの症状の悪化を防がなければなりません。

4ヵ月経過すると、顔面神経の迷入再生回路は半永久的になり、表情筋の病的共同運動は固定化します。そこで、病的共同運動を目立たないようにすることが、この時期のリハビリテーションの目的となります。リハビリテーションにおける注意事項と手技内容は、急性期とほぼ同様です。

①表情筋の強い随意運動を避ける。強い随意運動により筋短縮性筋力低下（筋が短縮して、これ以上収縮せず、筋力が低下すること）をきたし、さらに顔面拘縮が悪化するのを防ぐ。
②筋短縮に陥った表情筋をストレッチングして伸張する。
③生理的表情運動（まばたき、しゃべる、食べる）は筋短縮を促進するので、ストレッチングを短時間に、繰り返し行い、筋短縮を軽減する。顔面のこわばりが残っているのは、ストレッチングが足りないことを示している。
④眼裂の狭小化に対しては、眼輪筋のマッサージ後に、眼瞼挙筋を使った開瞼運動を行う。
⑤麻痺のある側の口角の外側上方への引きつれに対しては、麻痺のない側の口角を引っ張り、口唇の左右対称を保つ習慣を身につけておく。

以上の点に注意しながら、根気強くリハビリテーションを続けることが大切です。

もっと詳しく

二次性顔面けいれん

顔面神経麻痺発症から4ヵ月目以降になると、下のまぶたにぴくつきが出現することがしばしばあります。自覚症状がない場合でも、筋電図検査をすると、けいれんに特徴的な波形が現れることがあります。これを二次性顔面けいれんといいます。

顔面神経麻痺では「びっくり反射」（P19）をできるだけ早く回復させる必要がありますが、二次性顔面けいれんは、「びっくり反射」と同じ生体防衛反応の一つと考えられます。

4

ボツリヌス毒素による治療

ボツリヌス毒素が有効な症例は？

顔面神経麻痺に対する新しい治療の選択肢として最近、登場したのが、ボツリヌス毒素（ボトックス®）注射による治療法です。ボツリヌス菌からとった毒素だと聞いて、「こわい」という印象を持つ方が多いかもしれませんが、すでに世界の多くの国々で医薬品として使われています。

ボトックスが有効なのは、著明な顔面拘縮、病的共同運動、二次性顔面けいれんが残り、しかもある程度筋力が強化されている症例です。

ボトックスは筋短縮を引き伸ばし、顔面のこわばりを除去し、眼輪筋などを麻痺させることにより、病的共同運動や顔面けいれんを抑制します。また、顔面神経麻痺を人工的に軽く再発させ、もう一度、神経筋再訓練を行うことも目的です。この場合は、上眼瞼挙筋による開瞼と個別的な筋力強化を自分のペースで行うことになります。

筋力には、男女差を含め個人差があり、麻痺している側としていない側の筋力差、病的共同運動や顔面拘縮の重症度にも差があるため、有効部位と、注射量は各患者により異なります。

どう使うのか？

上眼瞼挙筋にボツリヌス毒素が入ると眼瞼下垂が生じるため、この部位への注射は避けます。

ボトックスは筋力低下をさらに一段階低下させるので、これを最小限にするため、発症後1年以上待ってから使用します。

ボトックスの効果は注射後3～4ヵ月ほど持続します。顔面拘縮は1～2回ほどで回復が期待できます。しかし、「顔面のこわばり」と病的共同運動は再発するため、多くの場合、再注射が必要になります。口笛吹き、頬膨らまし、両目の閉瞼など両側対称性の強力な筋力強化を行っている場合、表情筋のアンバラ

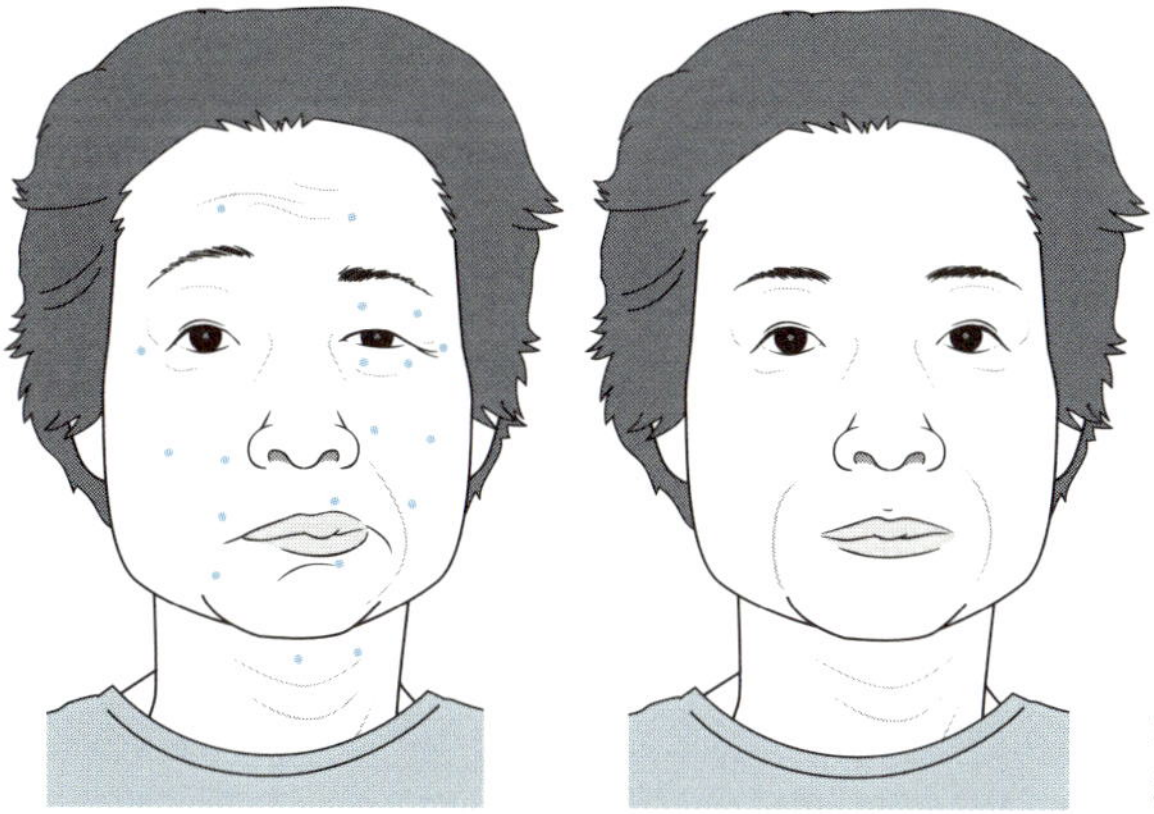

左の青点が注射部位。
右は治療後

図10　ボツリヌス毒素による治療の実際

ンスが増強するため、麻痺のない側の表情筋へのボトックス注射も有効です。

1ヵ所当たり0.8〜1.5単位を複数部位に注射します。1ヵ所に2.5単位を注射すると、筋力低下が著明になります。また麻痺のない側にも施注することによって筋力低下のバランスを取ると、麻痺のある側の筋力強化につながります。

付録

表情筋と咀嚼筋

顔面筋には、表情筋と咀嚼筋の2種類があり、それぞれ、次のような特徴と役割があります。

・表情筋——顔面皮下にあり、頭蓋骨に始まり皮膚で終わる。目、鼻、口、耳などの開閉のために発達した。人類では言語の発話を助け、感情を反映し表情を表す。上眼瞼挙筋以外は顔面神経が支配している。

・咀嚼筋——頭蓋骨に始まり、下顎骨で終わる。主に下顎骨を挙上し、口を閉じ、噛みしめる。三叉神経第3枝が支配している。

●表情筋の作用

部位	筋	作用	支配神経
頭蓋	1　前頭筋	眉弓を引き上げ、前頭部にシワを作る	顔面神経
	2　後頭筋	帽状筋膜を後方に引く	〃
眼	3　皺眉筋	眉を内上方に引き、眉間に縦シワを作る	〃
	4　眼輪筋	閉眼	〃
	5　上眼瞼挙筋	瞼の挙上	動眼神経
鼻	6　鼻根筋	眉間の皮膚を引き下げ、眉間に横シワを作る	顔面神経
	7　鼻筋	鼻背を圧迫し、鼻尖を低くし、鼻孔を広げる	〃
耳	8　前耳介筋	耳を前方に引く	〃
	9　上耳介筋	耳介を上げる	〃

耳	10 後耳介筋	耳介を後ろに引く	顔面神経
	11 側頭頭頂筋	耳介を下げる	〃
口	12 頬筋	頬をくぼませる	〃
	13 上唇挙筋	上唇の挙上	〃
	14 大頬骨筋	口角を上外方に引く	〃
	15 小頬骨筋	上唇を上外方に引く	〃
	16 上唇鼻翼挙筋	上唇と鼻翼を引き上げる	〃
	17 口角挙筋	上唇口角を上方に引き上げる	〃
	18 笑筋	口角を外方に引く	〃
	19 口輪筋	口を閉じ、尖らせる	〃
	20 口角下制筋	口角を下方に引く	〃
	21 下唇下制筋	下唇を外下方に引く	〃
	22 オトガイ筋	オトガイの皮膚を引き上げ、突き出す	〃
頸	23 広頸筋	頸部皮膚を緊張させ、下顎を下制する	〃

● 咀嚼筋の作用

部位	筋	作用	支配神経
下顎	31 側頭筋	下顎骨を挙上し口を閉じる、下顎骨を後方に引く	三叉神経
	32 咬筋	下顎骨を挙上し口を閉じる	〃
	33 内側翼突筋	顎骨を挙上し、下顎骨を側方に動かす	〃
	34 外側翼突筋	下顎骨を前方に突き出す、下顎骨を側方に動かす	〃

● 柳原40点法

	正常 4	部分麻痺 2	高度麻痺 0
安静時対称性			
額のしわ寄せ			
軽い閉眼			
強い閉眼			
片目つぶり			
鼻翼を動かす			
頬をふくらます			
イーと歯を見せる			
口笛			
合計			

● サニーブルック法

安静時対称性（健側と比較）		随意運動時の対称性（健側と比べた筋伸張の程度）						病的共同運動（各表情の不随意筋収縮の程度）			
眼											
正常	0										
狭小	1										
開大	1										
眼瞼手術	1	標準表情	運動なし	わずかに動く	ある程度動く	ほぼ完全に動く	完全に動く	なし	軽度	中等度	重度
頬（鼻唇溝）		額のしわ寄せ	1	2	3	4	5	0	1	2	3
正常	0	弱閉眼	1	2	3	4	5	0	1	2	3
欠落	2	開口微笑	1	2	3	4	5	0	1	2	3
浅い	1	上唇挙上・前歯を見せる	1	2	3	4	5	0	1	2	3
深い	1	口すぼめ	1	2	3	4	5	0	1	2	3
口			著明	重度	中等度	軽度	正常				
正常	0										
口角低下	1										
口角上昇／外側ひきつれ	1					得点	□				
得点	□										
安静時対称性スコア											
＝得点×5	□	随意運動スコア＝得点×4					□	病的共同運動スコア＝得点			□
随意運動スコア□－安静時対称性スコア□－病的共同運動スコア□＝複合スコア□											

● ハウス-ブラックマン重症度分類

パラメータ	グレードⅠ	グレードⅡ	グレードⅢ	グレードⅣ	グレードⅤ	グレードⅥ
全体的印象	正常	詳しく診ると軽度筋力低下	筋力低下はあるが左右差は不明瞭	筋力低下明確、左右差あり	ほとんど動きなし	動きなし
安静時	正常対称的	正常対称的	正常対称的	正常対称的	非対称的	非対称的
前頭部の運動	正常	中等度～良好	軽度～中等度	なし	なし	なし
閉眼	正常閉眼	軽い努力で完全閉眼	強い努力で完全閉眼	強い努力でも不完全閉眼	強い努力でも不完全閉眼	動きなし
口	正常対称的	軽度非対称	強い努力で非対称	強い努力で非対称	わずかに動く	動きなし
病的共同運動、拘縮、顔面痙攣	なし	軽い病的共同運動、拘縮や痙攣はあってもよい	病的共同運動や拘縮は明確にあるが、左右差は不明瞭	病的共同運動、拘縮、痙攣は重度で、左右差明確	病的共同運動、拘縮、痙攣は通常なし	動きなし

参考文献

1 Frederic H, et al.（井上真央監訳）『カラー人体解剖』西村書店、２００３

2 栢森良二『動画ＤＶＤ付 顔面神経麻痺のリハビリテーション』医歯薬出版、２０１０

3 栢森良二「表情筋に筋紡錘がないということはほんとうですか?」*Clinical Neuroscience* 29(5), 2011

4 Fujita T. Über die periphere Ausbreitung des N facialis beim Menschen. *Gegenbaurs Morphol Jahrb* 73, 1934

5 脇坂浩之、柳原尚明「顔面神経障害の疫学」青柳優編『CLIENT21 No. 9　顔面神経障害』、中山書店、２０１１

6 池田稔「地域（世界、国内）や年齢、季節により疾患別頻度が異なるか?」日本顔面神経研究会（編）『顔面神経麻痺診療の手引－Bell 麻痺と Hunt 症候群－』金原出版、２０１１

7 Murakami S, et al. Bell palsy and herpes simplex virus: identification of viral DNA in endoneurial fluid and muscle. *Ann Intern Med* 124: 27-30, 1996

8 Furuta Y, et al. Reactivation of herpes simplex virus type I in patients with Bell、s palsy. *J Med Virol* 54: 162-66, 1998

9 May M. The Facial Nerve, Thieme Inc. New York, 1986

10 河野尚、他「ＨＳＶ－１初感染症顔面神経麻痺モデルにおける神経浮腫の定量的検討」*Facial N Res Jpn* 23: 68-70, 2003

11 Ogawa A, Sando I. Spatial occupancy of vessels and facial canal. Ann Otol Rhinol *Laryngol* 91: 14-19, 1982

12 Seddon HJ. Three types of nerve injury. *Brain* 66, 1943
13 村上信五「急性末梢性顔面神経麻痺に対する急性期の治療」日本顔面神経研究会（編）『顔面神経麻痺診療の手引－Bell 麻痺と Hunt 症候群－』金原出版、２０１１
14 竹田泰三「顔面神経減荷術」日本顔面神経研究会（編）『顔面神経麻痺診療の手引－Bell 麻痺と Hunt 症候群－』金原出版、２０１１
15 栢森良二「顔面神経障害の機能評価」『臨床神経生理学』39(1): 53-58, 2011
16 柳原尚明、他「顔面神経麻痺程度の判定基準に関する研究」日耳鼻 8:799-805, 1977
17 柳原尚明「顔面神経麻痺の最近の進歩」臨床リハ 7:11-16, 1998
18 Ross BG, et al. Development of a sensitive clinical facial grading system. *Otolaryngol Head Neck Surg* 114: 380-86, 1996
19 Diel HJ. Therapy for synkinesis following facial paralysis. 臨床リハ 7: 25-34, 1998
20 House JW, Brackmann DE, Facial nerve grading system. *Otolaryngol Head Neck Surg* 93: 146-47, 1985
21 Seddon HJ, Medawar PB, Smith H: Rate of regeneration of peripheral nerves in man. *J Physiol* 102(2): 91-215, 1943
22 Trojaborg W. Rate of recovery in motor and sensory fibers of the radial nerve: clinical and electrophysiological aspects. *J Neurol Neurosurg Psychiatry* 33: 625-38, 1970
23 栢森良二「慢性顔面神経麻痺に対するボツリヌス毒素治療後の電気生理学的所見と神経筋再訓練アプローチ」*Facial N Res Jpn* 30: 123-26, 2010
24 栢森良二「ボツリヌス毒素による慢性顔面神経麻痺の治療効果と反復性」*Facial N Res Jpn* 30: 127-30, 2010

著者略歴

栢森良二（かやもり りょうじ）

1974年新潟大学医学部卒業。同年米国横須賀海軍病院インターン。75年新潟大学医学部整形外科教室研修医。76年東京都老人医療センターリハビリテーション科レジデント。79年米国テキサス大学サンアントニオ校リハビリテーション科臨床フェロー。80年米国アイオワ大学神経内科臨床フェロー。81年新潟県立六日町病院リハビリテーション科医長。89年帝京大学医学部リハビリテーション科講師。95年同助教授。2008年同教授。主な著書に、『末梢神経麻痺の評価：電気診断学とリハビリテーション』、『瞬目反射の臨床応用』、『サリドマイド物語』など。

顔面神経麻痺が起きたらすぐに読む本

2011年12月20日　第1刷発行

著　者　栢森良二

発行者　丸山　功

発行所　株式会社 A・M・S

〒101-0047　東京都千代田区内神田3-2-12 クリハラビル

TEL.（03）5256-1711　FAX.（03）5256-1712

印刷所　三美印刷

ISBN978-4-9904552-1-7